Dr Jules LABBE

De la Faculté de Médecine
de Paris

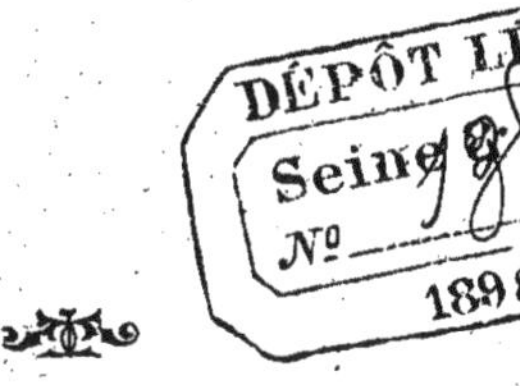

Contribution à l'étude

du

Mal perforant plantaire

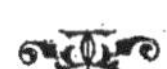

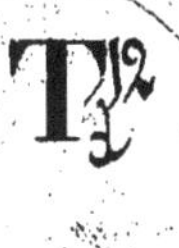

PARIS

Paul DELMAR

29, rue des Boulangers

—

1897

ᵣ Jules **LABBE**

la Faculté de Médecine
de Paris

Contribution à l'étude

du

Mal perforant plantaire

PARIS

Paul **DELMAR**

29, rue des Boulangers

—

1897

A MES PARENTS

A MES MAITRES

A MES AMIS

INTRODUCTION

L'étude du mal perforant plantaire est celle qui, dans la littérature chirurgicale, a fait le sujet d'études les plus nombreuses. L'intérêt qu'elle présente nous a conduit à y apporter notre contribution. En entreprenant ce travail nous n'avons pas eu l'intention de faire un traité complet de la question; notre but, plus humble, est de donner une idée générale, une vue d'ensemble sur cette maladie qui présente un réel intérêt. Laissant au second plan les parties qui nous ont paru les moins intéressantes, nous avons fait une étude plus complète de la pathogénie et surtout du traitement encore si discuté, en apportant de nouvelles observations à l'appui de telle ou telle ligne de conduite que se tracent à l'heure actuelle les chirurgiens.

Avant d'aborder cette étude, il nous reste un devoir agréable à remplir. C'est à l'obligeance de M. le docteur Chipault, l'auteur distingué des Travaux de neurologie chirurgicale, que nous devons les trois observations inédites que nous présentons. Qu'il reçoive ici l'hommage de notre gratitude.

MM. les professeurs Tillaux, Duplay et Berger ont été nos maîtres dans les hôpitaux. Qu'ils nous permettent de les remercier de leurs conseils et du profit que nous avons pu tirer de leur enseignement.

M. le professeur Tillaux, dont nous sommes fier d'avoir été l'élève dans notre stage hospitalier, a bien voulu accepter la présidence de notre thèse. Qu'il daigne accepter l'assurance de notre profonde reconnaissance.

HISTORIQUE

Bien que certains auteurs remontent jusque Laforest ét Dudon pour trouver l'origine du mal perforant, il faut arriver à Nelaton pour avoir une observation précise de cette affection. Avant lui, en 1846, Marjolin avait étudié dans le Dictionnaire en 30 volumes, article *ulcère* un « ulcère verruqueux » dont les bords étaient limités par un épiderme épaissi; mais il ajoute que cet ulcère se rencontre à la jambe et à l'aine. En 1852, Nelaton fait une clinique, analysée dans la Gazette des Hôpitaux, sur « une affection singulière des os du pied »; le malade qui en faisait l'objet avait été opéré par Ricord, Blandin, Nelaton, Boyer, Michon et Malgaigne, et toutefois son mal avait récidivé malgré l'opération de Lisfranc faite par Malgaigne. La même année, Vesignié (d'Abbeville) rapportait quatre observations relatives à l'affection que nous étudions, et lui donnait le nom sous lequel elle est connue depuis lors, celui de mal perforant plantaire; cependant, égaré par une fausse interprétation des faits, il en fit une sorte de psoriasis plantaire. La route était ouverte, aussi de nombreux travaux ne tardèrent-ils pas à naître, dans le but d'expliquer la pathogénie de cette affection « singulière ». Pour les uns, Robert en particulier, le mal perforant était une variété du cancroïde, pour d'audres Leplat, Sedillot et Follin, on devait en rechercher la pathogénise dans la compression et dans la compression seule. Velpeau et Gosselin soutinrent que l'ulcération était consécutive à l'ulcération des bourses séreuses plantaires ou aux hygromas suppurés développés au dessous des durillons siégeant à la plante du pied. Enfin Péan en 1863, Delsol en 1864 et Montaignac en 1868 discutent la pathogénie de l'ulcère perforant qu'ils font dériver de l'artérite chronique, d'où naquit le nom d'*ulcère arterio-athéromateux*. Mais ces différentes théories ne satisfaisaient pas complètement l'interprétation des faits cliniques, en particulier l'anesthésie localisée à la plante du pied. Poncet, Courty et Estlander essaient d'établir en 1872 une certaine analogie entre le mal perforant et la lèpre anesthésique ; ils entrevoient l'origine nerveuse de la maladie, mais il appartenait à MM. Duplay et Morat de la mettre définitivement en lumière ; ceux-ci démontrent dans un mémoire publié dans les archives de Médecine de 1873, la nature nerveuse de de l'affection, presque toujours accompagnée de lésions du système nerveux périphérique qui lui impriment un cachet tout particulier.

ÉTIOLOGIE

Les causes nombreuses du mal perforant bien étudiées par M. Mirapeix dans sa thèse inaugurale, peuvent ainsi se résumer :

Rare chez les femmes, le mal perforant atteint surtout l'adulte et le vieillard, très rarement l'adolescent. L'hérédité n'a pas été signalée depuis l'observation de Nélaton dont le malade avait deux frères atteints de la même affection. La profession a une influence marquée; les ouvriers sont le plus souvent atteints parce qu'ils se livrent, en conservant longtemps la station debout, à des travaux plus ou moins pénibles, ignorant d'ailleurs la plupart du temps les soins hygiéniques les plus indispensables. Parmi les diathèses, la syphilis est souvent incriminée ; nous verrons dans nos observations que les malades qui en font l'objet sont syphitiques pour la plupart, et il n'est point rare de trouver cette affection comme véritable prodrome du tabes dorsalis, dans les nombreuses observations publiées jusqu'à ce jour. Enfin on a incriminé la paralysie générale, l'atrophie musculaire progressive et surtout le diabète car « en résumé, la cause la plus commune du diabète est l'exagération de l'excitabilité nerveuse.» (G. Sée et Mathieu), par conséquent une altération du système nerveux et une nutrition défectueuse des tissus, qui soumis à une pression continue se mortifieront avec une plus grande facilité.

A côté de ces causes prédisposantes générales, il en est d'autres qui s'appliquent plus particulièrement à l'organe atteint. « Le mal perforant, dit M. le professeur Tillaux, se développe sous l'influence de pressions répétées sur les sujets qui marchent beaucoup et dont le pied présente une conformation vicieuse, qui peut être congénitale ou acquise sous l'influence de l'affaiblissement de certains muscles ou groupes de muscles et en particulier des péroniers. » Cette étiologie est indubitable : nous verrons dans nos observations que les malades marchaient beaucoup et se livraient à de pénibles travaux. Les chaussures mal faites, le défaut de soins, peuvent être aussi une cause occasionnelle de mal perforant ; les gelures — nous en rapportons un cas, — les sueurs exagérées y contribuent nettement pour leur part.

Enfin, il existe une cause occasionnelle que la conformation du pied suffit à expliquer. « Le siège de prédilection du mal perforant, dit M. le professeur Tillaux, est au niveau des piliers de la voûte plantaire, c'est-à-dire, vis-à-vis de la tête du 1er métatarsien, celle du 5me, et sur le talon » les points qui forment dans la station debout, la base de sustentation, sont suffisants pour comprendre la fréquence du siège de la lésion ; le mal perforant siégera là où la compression est la plus considérable. Voici à titre de renseignement une des nombreuses statistiques faites à ce sujet :

Gros orteil. 120
Petit orteil. 32
Autres régions de l'avant-pied : 58
Talon. 17
Moignons d'amputés de jambe : 5

Disons aussi que le mal perforant peut siéger sur la face dorsale des orteils. Une de nos observations en fait foi, et dans le cas que nous rapportons, ce mal perforant est double et symétrique.

PATHOGÉNIE

Dans l'étude de ce sujet, il n'est point de partie qui ait été aussi discutée que la pathogénie. Pour l'expliquer, lés opinions les plus contradictoires ont été émises ; nous les exposerons successivement en nous réservant de les discuter tour à tour et de les combattre s'il y a lieu par les don nées acquises de la science actuelle.

Une des plus anciennes théories est celle qui fut soutenue par Vésignié qui assimilait l'affection au psoriasis plantaire. Cette opinion est aujourd'hui complètement abandonnée et avec juste raison.

Avec Ed. Pitoy (1), nous dirons « on ne voit pas quelle corrélation il peut y avoir entre les squames du psoriasis et un durillon épais, dur. Il y a bien une variété de psoriasis plantaire analogue à la dartre squameuse centrifuge de la main, qui s'étend plus ou moins profondément dans les tis sus ; mais dans ce cas, la plante du pied devient rouge et

1. Pitoy. Thèse de Paris 1877.

saillante, elle se couvre d'une large squame blanche et sèche qui se détache et est successivement remplacée par d'autres plus excentriques ; la peau se fendille, se gerce. »

Après Vésignié, Leplat (1) semble approcher davantage la vérité lorsqu'il dit : « Les causes qui le produisent sont toujours mécaniques ». Pour cet auteur ce serait toujours la pression continue exercée sur certains points de la voûte plantaire qui occasionnerait l'ulcère perforant. La chaussure mal faite par les pressions inégales qu'elle exerce sur la plante du pied, joue un grand rôle dans la genèse de la maladie. Enfin les personnes qui marchent beaucoup ou qui sont constamment debout, y sont particulièrement prédisposées.

Pour les professeurs Velpeau et Gosselin, la pression agirait en déterminant une inflammation suppurative des bourses séreuses sous-jacentes aux durillons, d'où ulcération consécutive. Le professeur Gosselin, dans une de ses cliniques faites à la Pitié (1867), admet en effet l'origine mécanique du mal perforant qui s'observerait plus fréquemment chez les sujets qui se livrent à des métiers rudes, les obligeant à rester debout et à porter de lourds fardeaux. Avec Velpeau, il pensait que l'ulcération était consécutive aux hygroma inflammatoires suppurés siégeant au-dessous d'un durillon. Gosselin en faisait une dermo-synovite ulcéreuse.

Se rapprochant de cette théorie qui fait de la marche

1. Leplat, thèse de Paris 1885.

continue et du traumatisme une cause certaine et suffisante du mal perforant, notre maître M. le professeur Tillaux s'exprime ainsi : « Beaucoup de chirurgiens, dit-il, se sont occupés de la pathogénie de cette singulière affection. On l'a rattachée à des troubles circulatoires produits par l'athérome ; on a invoqué la lésion du système nerveux déterminant des troubles trophiques analogues à ceux qui se produisent sur la pulpe des doigts, sur les ongles, etc., à la suite de la section des nerfs du bras. Les autopsies sont venues démontrer l'inexactitude de la première opinion ; quant à la seconde, elle s'appuie sur l'indolence de la maladie, le peu de douleur que fait ressentir l'exploration, la zône d'anesthésie qui entoure parfois la fistule. Il n'est pas douteux, d'ailleurs, que des ulcérations de la peau, des arthrites, des caries surviennent à la suite des blessures du système nerveux, et j'ai récemment observé des lésions de ce genre sur un jeune homme auquel M. Trélat avait retranché une portion du nerf sciatique atteint de myxome. Toutefois en ce qui concerne le mal perforant plantaire proprement dit, je n'accepte l'intervention du système nerveux que comme cause prédisposante et encore pas toujours. »

A l'appui de cette théorie, nous rappellerons le siège du mal qui se localise le plus souvent au niveau des points où la plante du pied est en contact plus intime avec le sol, d'autre part l'apparition de cette affection chez des individus qui se livrent à des marches forcées ou à des durs travaux, et la puissance curative du repos *absolu* dans la majorité des cas. Nous rapportons plusieurs observations où le mal perforant ne pouvait être causé que par la fatigue, le repos seul ayant suffi pour guérir complètement le malade.

Nous croyons donc, avec M. le professeur Tillaux, que la marche forcée, le traumatisme, suffisent dans certains cas à amener un mal perforant, mais ces causes sont-elles toujours suffisantes pour indiquer l'origine du mal ?

Beaucoup d'auteurs en effet, ne se sont point contentés de la théorie mécanique, n'y trouvant pas l'explication des phénomènes sensitifs, qui sont comme l'essence symptomatique de l'affection et de la marche progressive, disons mieux, perforante de l'ulcération. On chercha alors dans une autre hypothèse la solution du problème. D'après Maurel, le mal perforant serait plutôt un mal perforé, c'est-à-dire que la lésion au lieu de débuter par l'épiderme aurait son point de départ dans un foyer d'ostéite qui déterminerait la formation d'un trajet fistuleux lequel viendrait s'ouvrir à la surface des téguments constituant ainsi l'ulcère plantaire : Cette interprétation n'est pas soutenable : un trajet fistuleux est trop distinct à la vue du mal perforant pour que nous croyions utile d'insister sur les caractères différentiels. La marche même de la maladie sous l'œil du chirurgien suffirait à ruiner cette hypothèse,

Nous ne donnons que pour mémoire l'opinion des auteurs qui n'ont voulu voir dans l'affection que nous étudions qu'une simple variété d'épithéliome, de cancer, une espèce de cançroïde. En avançant cette idée, ils se basaient sur la marche progressive de la maladie, sur ses tendances envahissantes vers la profondeur et sur ses propriétés récidivantes. L'examen histologique détruit cette théorie en démontrant que la lésion ne présente pas d'autres caractères que ceux des ulcères inflammatoires observés dans les autres régions.

Ne trouvant pas une explication satisfaisante de tous les phénomènes observés, certains chirurgiens cherchent alors ailleurs la solution de l'énigme pathogénique. M. Péan (1), ayant constaté sur le pied d'un cadavre atteint de mal perforant plantaire des altérations vasculaires manifestes, crut devoir leur faire jouer un rôle prédominant dans la genèse de l'affection. M. Montaignac partage l'avis de M. Péan dans sa thèse de Paris en 1868 et arrive aux mêmes conclusions que Delsol (2) qui, dans sa thèse inaugurale, n'admet pas d'autre origine de l'ulcère perforant que l'artérite chronique. Par les tracés sphygmographiques qu'il prit sur plusieurs malades atteints de mal plantaire, Dolbeau essaya d'établir une corrélation étroite entre l'athérome et l'ulcère ; selon lui, les maux perforants étaient le patrimoine des artério-scléreux : ne le voit-on pas, en effet, apparaître dans un âge avancé chez les alcooliques chroniques qui sont tous des artério-scléreux ? D'après ces chirurgiens, l'artérite se révélerait par un épaississement des tuniques artérielles qui sont incrustées par places de sels calcaires. D'après M. Péan, c'est surtout dans les vaisseaux plantaires que siège le maximum des lésions ; l'altération des parois

1. Péan, Gazette des Hôpitaux 1863 p. 116.
2. Delsol, Thèse de doctorat, Paris 1864.

est telle qu'il est impossible d'y reconnaître les trois couches qui les constituent normalement ; le calibre des vaisseaux est rétréci, au point que la lumière en est souvent obstruée. Ce processus inflammatoire aurait pour effet de gêner la circulation plantaire, d'amener une diminution de la vitalité dans les tissus qui, sous l'action d'une pression continue en un point déterminé s'ulcèreraient facilement. Lucain admet pleinement cette interprétation pathogénique et croit que nombre de maux perforants puisent leur origine dans les altérations des vaisseaux.

Cette théorie très ingénieuse ne reste pas plus que la précédente à l'abri de toute critique. Il est assez fréquent, en effet, de constater la présence d'un mal perforant chez un sujet qui n'est ni artério-scléreux, ni athéromateux. D'autre part, nombre d'athéromateux n'ont jamais présenté cette lésion bien qu'ils y soient exposés par de rudes travaux. En somme, nous croyons que l'artérite, loin d'être la lésion primitive, comme le veulent Péan, Dolbeau et Delsol, doit être considérée plutôt comme un accident consécutif à la lésion plantaire ; c'est, comme le disent MM. Duplay et Morat, une inflammation de voisinage développée par la continuité des tissus.

Avec Poncet, Estlander et Courty (de Montpellier), l'affection entre dans une nouvelle phase. Ces auteurs essaient d'établir une analogie étroite entre l'ulcère perforant et la lèpre anesthésique. D'après eux, les données anatomo-pathologiques d'une part, les données cliniques d'autre part expliquentsuffisamment cette parenté entre les deux affections.

Dans un examen microscopique pratiqué sur le pied d'un cadavre, M. Courty a observé les caractères suivants :

« Au voisinage de l'ulcère, hypertrophie épithéliale, obturation des vaisseaux dans les papilles du derme et dans le derme lui-même par une matière amorphe); transformation fibreuse des petits vaisseaux, qui deviennent de véritables cordons non perméables; dégénérescence de toutes les parties molles, graisse, tissu cellulaire, tendons, en une masse uniforme et épaisse, serrée, de nature connective; ostéite fibreuse avec hypertrophie puis atrophie consécutive des phalanges; disparition des cartilages et de l'article comblé par du tissu fibreux; compression des nerfs sous la production embryonnaire qui finit par atrophier et détruire les tubes nerveux. Tels sont les faits révélés par l'examen microscopique. »

D'après l'observation de M. Courty, l'altération des vaisseaux et surtout des nerfs, est manifeste, de même que la transformation fibreuse des tissus périphériques. Ces altérations se rencontrent également dans la lèpre anesthésique comme l'a vu M. Poncet; cette parenté histologique des deux affections explique parfaitement l'analogie symptomatique qui existe entre elles. Dans l'une et l'autre en effet, l'on constate la présence d'une zone d'anesthésie, d'un durillon et d'un ulcère parfaitement limité et à bords circonscrits; l'évolution lente de la maladie, l'indolence des lésions sont encore des symptômes communs. Mais il n'y a là, en somme, qu'une analogie éloignée et il est impossible de confondre le mal perforant, maladie locale, siégeant constamment sur les zones plantaires les plus sujettes à la pression, avec la lèpre anesthésique, maladie générale à manifestations multiples s'étendant aux extrémités et à la face, et s'accompagnant d'un état général grave avec un certain degré d'hyperthermie. Nous reviendrons d'ailleurs sur les caractères différentiels de ces deux affections quand nous exposerons le diagnostic du mal perforant.

L'insuffisance de ces données conduit les chirurgiens à chercher dans une autre interprétation la genèse de cette singulière affection. A M.M. Duplay et Morat (1) revient le mérite d'avoir signalé le rôle du système nerveux dans la production du mal perforant. Sans doute avant eux, on avait insisté maintes fois sur les lésions nerveuses et les troubles nerveux concomitants. Lucain en 1868 n'avait-il pas observé plusieurs sujets atteints à la fois d'affection nerveuse et de mal perforant ? Estlander en 1871 et Poncet en 1872 n'avaient-ils pas signalé une étroite parenté entre le mal perforant et la lèpre anesthésique, affection d'origine nerveuse ? Toutefois il faut reconnaître que tous ces auteurs n'avaient pas déterminé la nature exacte de la maladie, le premier en voyant une coïncidence curieuse avec les affections nerveuses centrales et le second en assimilant le mal perforant à la lèpre anesthésique.

Pour M.M. Duplay et Morat l'ulcère perforant est un trouble trophique consécutif à une lésion du système nerveux

1. Duplay et Morat. Archives de médecine 1873.

central ou des nerfs périphériques. Les expériences physiologiques d'une part, la clinique d'autre part ainsi que l'anatomie pathologique concordent en tous points avec leurs conclusions. D'ailleurs Brodie en 1837 n'avait-il pas écrit : « Un des résultats d'une blessure de la moëlle épinière, c'est la diminution des puissances vitales des tissus externes, de sorte que la gangrène se développe et les eschares se produisent sous l'influence de la plus légère pression ». La clinique en révèlant l'existence de troubles sensitifs constants, la marche progressive de l'affection et ses récidives désespérantes apportent en faveur de cette théorie un nouvel argument que viennent encore appuyer les données de l'anatomie pathologique en montrant les lésions nerveuses qui accompagnent l'ulcère perforant.

« Mais cette lésion dégénérative des éléments nerveux peut-elle être considérée comme la cause au moins prédisposante de l'ulcération plantaire? Donne-t-elle une explication satisfaisante de la lenteur du mal, de sa résistance au traitement et de ses récidives presque inéluctables? Nous croyons rester dans le domaine de la plus rigoureuse logique et de la plus saine physiologie en admettant qu'il en est certainement ainsi. » (1)

A l'appui de son opinion, M. le professeur Duplay rapporte plusieurs observations de malade dont le mal perforant semble devoir être attribué à une lésion nerveuse :

« T... ouvrier ébéniste, âgé de 26 ans, reçoit le 31 août

1. Duplay et Morat. Loc. cit.

1870 une balle dans l'espace ischio-trochanterien. Bientôt apparaît un tremblement de la cuisse avec atrophie assez rapide. Les mouvements des membres toutefois sont conservés. Quelques douleurs apparaissent dans la partie inférieure de la jambe et sur le dos du pied. — Le 20 novembre, on le réforme pour blessure et paralysie incomplète de la jambe. En juin 1871 apparaît une ulcération sur la face plantaire du gros orteil; l'ulcère grandit et actuellement il est situé sous la première phalange du gros orteil; il est elliptique à bords cornés et mesure environ 0,02 de diamètre sur 1^{cm}5 de profondeur. Par des mouvements provoqués, on sent dans les articulations des phalanges, une crépitation osseuse due à la destruction des cartilages articulaires. L'ulcère est complètement insensible; anesthésie également des parties molles voisines; hypéresthésie manifeste sur le dos du pied et sur la face antéro-externe de la jambe. Les muscles de la jambe et du pied sont atrophiés. »

L'auteur raconte encore le cas d'un malade présentant un ulcère perforant du talon consécutif à un kyste hydatique du sacrum ayant comprimé la queue de cheval; il rapporte, en outre, les observations de malades présentant avec les lésions de l'ataxie locomotrice celles du mal perforant. Nous sommes heureux d'avoir pu, dans ce travail, en publier trois nouvelles que M. le docteur Chipault a bien voulu nous communiquer. Rappelons enfin, en faveur de la théorie nerveuse, le fameux cas signalé par M.M. Bouilly et Mathieu (1)

1. Bouilly et Mathieu. Arch. gén. de médecine, juin 1880.

où la résection du nerf sciatique atteint de sarcome, a déterminé l'apparition d'un ulcère perforant alors même que
le malade restait continuellement couché. M.M. Christian et
Marandon de Montyel défendent également l'opinion de MM.
Duplay et Morat et notent la fréquence de la lésion plantaire chez les sujets atteints de paralysie générale progressive (1).

Nous citerons enfin les maux perforants qui sont sous la
dépendance de névrites périphériques telles que celles que
l'on observe dans certaines intoxications générales, l'alcoo-
lisme, le saturnisme, le diabète.

En résumé, quelle est celle de ces nombreuses théories
qui explique le mieux les faits cliniques ? Certes, la théorie
nerveuse qui s'appuie sur l'anatomie pathologique a une
valeur incontestable ; cependant, nous la croyons trop abso-
lue, et si l'on a cité des faits où l'on voyait se former chez un
malade un mal perforant alors qu'il ne quittait point le lit.
M. le professeur Tillaux a publié d'autre part des observations non moins probantes où la compression seule avait pu
causer le mal. L'une de nos observations d'ailleurs ne le
démontre-t-elle pas ? Entre ces deux extrêmes, il y a place.
croyons-nous, pour une théorie mixte, car s'il y a des cas
où la compression seule a fait naître un mal perforant, il y
en a certainement d'autres où une altération nerveuse a
causé la même affection. Le plus souvent, d'ailleurs, les deux

1. Christian. Union médicale 4 février 1882.
  Kirmisson. T. de chirurgie tome VIII.

causes sont réunies, l'une complétant l'autre... En présence de la majorité des faits cliniques, nous croyons pouvoir conclure, qu'en règle générale, la cause occasionnelle du mal perforant est une lésion nerveuse, et la cause efficiente, fondamentale, la compression. Il faut admettre toutefois que cette dernière peut suffire seule à produire un mal perforant.

SYMPTOMATOLOGIE

Nous connaissons le siège de prédilection du mal perforant; nous n'y reviendrons pas. Remarquons seulement
qu'il peut siéger à la face dorsale des doigts; il peut être bilaté-
ral, comme Testut l'a prouvé, 44 fois sur 100 cas qu'il a
réunis. C'est généralement un durillon qui marque le début
de l'affection; soumis à une pression continue, l'épiderme
s'épaissit et une bourse séreuse se forme sous le durillon.
Le derme s'enflamme et par suite du processus inflammatoire, il se forme entre l'épiderme et le derme une cavité
remplie de liquide séro-sanguinolent. L'épiderme arraché
par le malade, met à nu le derme légèrement ulcéré; parfois la cicatrisation a lieu, mais le fait est rare; d'ailleurs,
elle se rompt fatalement, et le trajet reste fistuleux définitivement, si le malade ne suit pas de traitement.

A cette période de début fait suite une seconde période,
celle de l'ulcération, qui présente les caractères suivants :
l'ulcération est entourée d'un bourrelet épidermique épais;
ses bords sont taillés comme à l'emporte-pièce, ce qui lui a

valu le nom d'ulcère en puits sous lequel on le désigne. Au fond de l'ulcération on aperçoit la surface saignante du derme qui secrète un pus noirâtre, sanieux, quelquefois fétide. Ce pus sèche à la surface de l'ulcère en le recouvrant de croûtes brunâtres ; enfin, le tissu cellulaire lui-même s'enflamme.

Puis, une troisième période commence. L'affection augmentant en profondeur, l'ulcération détruit les tissus qu'elle rencontre : les gaînes, les tendons, les articulations ne sont pas épargnés et dans les cas avancés, un stylet introduit dans le trajet fistuleux, conduit sur les os dénudés et cariés et vient même quelquefois faire saillie sous la peau de la face dorsale du pied. Les surfaces articulaires sont détruites par la nécrose, il y a une véritable disjonction des surfaces articulaires. Cependant, le caractère dominant de l'affection consiste dans les troubles de la sensibilité bien étudiés par MM. Duplay et Morat : « Sur tous les malades affectés de mal perforant qu'il nous a été donné d'examiner, nous avons recherché l'état de la sensibilité d'une façon spéciale et par des moyens propres à ne laisser aucun doute à ce sujet. Nous avons *constamment* trouvé au moins une partie de l'ulcère où l'insensibilité était assez marquée pour qu'on pût y enfoncer une épingle, de manière à traverser tous les tissus, et à pénétrer jusqu'à l'os sans déterminer la moindre manifestation douloureuse. »

Les trois modes de la sensibilité sont souvent pervertis et même abolis. L'anesthésie est généralement associée à l'analgésie ; on a observé également la thermo-anesthésie. Le siège

de l'insensibilité intéresse toute la surface de l'ulcération ;
il s'étend très souvent aux parties voisines constituant une
plaque d'anesthésie concentrique aux bords du mal perforant. Quelquefois cependant, les phénomènes sensitifs sont
localisés au territoire d'une branche nerveuse du plantaire
interne ou du plantaire externe. On les a observés plus haut
sur la face dorsale du pied, sur la jambe et notamment sur
la face postérieure du mollet. La sensibilité subjective est le
plus souvent respectée. On a signalé toutefois des douleurs
fulgurantes sur le trajet d'un nerf, ayant précédé l'éclosion
d'un mal perforant.

Aux troubles sensitifs se joignent dans nombre de cas des
altérations trophiques des tissus périphériques. L'épiderme
est souvent épaissi par places à la face plantaire ; sur le dos
du pied il est lisse, luisant et squameux.Les poils sont hyper-
trophiés et augmentés en nombre ; les ongles sont allongés,
incurvés, épaissis, striés longitudinalement, friables et cassants. L'épiderme est le siège d'éruptions polymorphes parmi
lesquelles nous citerons l'eczéma et l'érythème. Il existe en
outre des troubles secrétoires ; une sueur abondante couvre
ordinairement le pied, voire même la jambe. Seul, Després
prétendait que la sécrétion sudorale était insuffisante ou
même tarie ; aussi, prescrivait-il à ses malades des semelles
de caoutchouc, le pied entouré de paille, destinées à provo-
quer la sudation et à retenir la sueur.

MARCHE — DURÉE — TERMINAISON — PRONOSTIC

La marche de la maladie abandonnée à elle-même est nécessairement progressive. L'évolution est lente, il est vrai, et peu douloureuse, à moins de complications inflammatoires.

La durée ne peut en être fixée, elle varie suivant les habitudes du malade, les diathèses dont il peut être atteint; elle peut se prolonger indéfiniment et amener de vastes pertes de substances si une thérapeutique efficace ne vient enrayer le mal. La maladie ne regresse jamais spontanément, c'est là un fait capital.

Le pronostic est très sérieux non-seulement à cause de la marche envahissante des lésions mais encore parce qu'il témoigne d'une altération nerveuse périphérique dont l'ulcère est, nous allons le voir, une manifestation. Il est sérieux, enfin, par sa fâcheuse tendance à la récidive qui constitue un des caractères spéciaux de l'affection.

DIAGNOSTIC

« Le diagnostic, dit le professeur Tillaux, s'impose à première vue. » — Nous avons assez longuement insisté sur les caractères propres de l'ulcère pour ne pas y revenir dans ce chapitre. Nous rappellerons toutefois les troubles de la sensibilité qui sont le meilleur criterium à invoquer en faveur de la lésion.

Les pseudo-maux perforants peuvent simuler le vrai parfois à s'y méprendre : mais ici les altéraitons de la sensibilité n'existent pas, et les bords de l'ulcère ne sont pas taillés à pic. Les ulcérations tuberculeuses correspondant aux orifices fistuleux observés à la face plantaire ont des bords minces, décollés et conduisant dans un trajet fistuleux qui aboutit à un foyer d'ostéite. Le liquide secreté par ces ulcères est sero-purulent et contient le bacille de Koch. — **Les ulcérations spécifiques ne sont pas situées sous la tête** des métatarsiens; elles sont moins nettement circonscrites, ne reposent pas sur un durillon, sont accompagnées d'accidents syphilitiques concomitants et cèdent au traitement iodohydrargyrique.

L'inflammation des bourses muqueuses s'accompagne de vives douleurs, de fièvre, d'œdème. Tout ce cortège, rare dans l'ulcère perforant, ne s'y trouve qu'à l'état de complication. La chronicité du mal perforant suffirait d'ailleurs à l'en différencier.

Nous ne parlerons pas de l'épithélioma du pied, ulcère bourgeonnant, vasculaire, douloureux, saignant au moindre contact. Peut-être la maladie des chromateurs pourrait-elle induire en erreur, mais outre les commémoratifs, les ulcères du pharynx, les bronchites, les perforations de la cloison cartilagineuse mettront le médecin à l'abri d'un diagnostic erroné (1). — Enfin, la lèpre anesthésique ne pourra donner le change; l'ulcération a bien une forme arrondie comme l'ulcère plantaire, elle n'est point non plus douloureuse, mais non-seulement elle peut siéger partout ailleurs qu'au pied ou à la main, mais aussi la période préulcéreuse est caractérisée par des éruptions maculeuses, du pemphigus, des paralysies, de l'atrophie musculaire; le malade succombe à la suite de suppurations prolongées ou à des complications rénales (néphrites, rein amyloïde). En un mot, la marche chronique de l'affection, l'anesthésie, l'histoire presque toujours la même de l'affection que le malade

1. Hillairet. Bull. médic., t. XXIX.

ràconte, le plus souvent avec exactitude, impose le diagnostic. Mais celui-ci serait incomplet si l'on ne remontait à la cause initiale de la lésion. Le traitement et le pronostic en dépendent.

ANATOMIE PATHOLOGIQUE

Il nous suffira, croyons-nous, de dire seulement quelques mots sur les lésions de la peau, des os et des muscles, mais les altérations vasculaires et nerveuses beaucoup plus importantes à de nombreux point de vue, mériteront une étude plus complète.

Au-dessous de l'épiderme hypertrophié se trouve le derme perforé à l'emporte-pièce. Une coupe montre au fond de l'ulcère une couche de cellules rondes à noyaux qui tapisse le trajet fistuleux ; les faisceaux du derme sont épaissis, lardacés ; les cellules adipeuses se sont résorbées. Le réseau vasculaire de son côté est criblé de cellules rondes ; la paro des capillaires est complètement embryonnaire. En même temps que les papilles sont hypertrophiées, les glandes sudoripares, disparues au niveau de l'ulcère, ont augmenté de volume ou sont restées normales partout ailleurs.

Du côté du squelette, on rencontre l'ostéite à ses différentes phases depuis la raréfaction jusqu'à la nécrose. Les cartilages articulaires sont ulcérés, détruits ; les synoviales épaissies sont couvertes de bourgeons qui font saillie à l'intérieur de leur cavité. Le périoste facilement décollable, fortement épaissi, est le plus souvent conservé. Quelquefois cependant, il est complètement détruit.

Les tendons peuvent disparaître ; quant aux muscles ils sont rarement atteints, primitivement du moins. Toutefois, dans leur mémoire, MM. Duplay et Morat signalent l'atrophie des muscles de la jambe et du pied.

Les altérations vasculaires sur lesquelles Péan et ses élèves s'appuyaient pour édifier une théorie pathogénique du mal perforant, sont intéressantes à étudier. Les artères collatérales sont flexueuses, dures au toucher ; leurs trois tuniques sont envahies par un tissu granuleux qui a pris la place du tissu sain ; implantés sur la membrane interne les bourgeons sillonnés par de nombreux capillaires obstruent la lumière du vaisseau. On retrouve ces mêmes altérations sur la pédieuse et la tibiale postérieure, d'autant plus effacées qu'on s'éloigne du point de départ, c'est-à-dire de l'ulcère.

Enfin, l'étude des lésions des nerfs qui occupe une place si importante dans la pathogénie et le traitement du mal perforant, doit fixer notre attention. Dans deux nouveaux mémoires datant l'un de 1864, l'autre de 1872, Poncet, rapprochant le mal perforant de la lèpre anesthésique, signale les altérations des nerfs. Ses idées sont reproduites dans un travail d'Estlander en 1871 (1). Ces deux auteurs parlent d'un bourgeonnement des nerfs, d'une

1. Estlander. Deutsche Klinik, 1871, n° 17.

atrophie locale des tubes nerveux, mais cette étude est incomplète. Reprise ou plutôt refaite entièrement par MM. Duplay et Morat, l'anatomie pathologique des nerfs dans le mal perforant, est caractérisée par des altérations multiples.

A l'œil nu, le cordon nerveux a une teinte grise ; isolable jusqu'au niveau de l'ulcère, il présente au-delà des nodosités, des flexuosités telles qu'il est impossible de le poursuivre dans l'intérieur des tissus. La structure intime a subi aussi de profondes modifications. Les tubes nerveux présentent « une lésion dégénératrice en tout comparable à celle qui se produit après la section des nerfs et leur séparation des centres trophiques. » Réduits à la gaîne de Schwann, ils ne contiennent plus ni cylindre-axe ni myéline ; les restes de cette dernière se montrent sous forme de granulations fines plus ou moins rares. Le noyau prolifière à l'intérieur de la gaîne. Chose du plus haut intérêt, les fibres se *régénèrent*. Aussi MM. Duplay et Morat ont-ils trouvé « au milieu des fibres en pleine dégénérescence, quelques autres dont les segments inter-annulaires avaient une longueur de 1[4 à 1[10 de millimètre, dont la myéline, sous l'influence de l'acide osmique, prenait une teinte un peu bleuâtre au lieu de la couleur noir foncé habituelle sur les nerfs adultes, dont le noyau était volumineux et le protoplasma à peu près continu sur la face interne de la gaîne de Schwann. » Et ils ajoutent « en sorte que même les fibres qui ont les attributs des nerfs adultes et sains peuvent avoir subi la lésion dégénérative, et vu la marche extrêmement lente de la maladie, avoir eu le temps de

J. L.

3

recouvrer leurs caractères normaux », et ils concluent « les lésions nerveuses dans le mal perforant, peuvent ainsi se résumer : d'une part, une lésion continue, c'est la dégénérescence des tubes nerveux ; d'une part, une inflammation du tissu conjonctif du nerf (névrite périphérique ou interstitielle de voisinage) »,

Nous verrons toute l'importance de cette régénération des tubes nerveux dans le traitement adopté aujourd'hui par les chirurgiens, lorsqu'ils pensent que l'intervention armée est nécessaire.

TRAITEMENT

Le traitement du mal perforant est une des questions de cette affection le plus controversée. L'accord, cependant, paraît être intervenu aujourd'hui entre tous les chirurgiens, désireux d'avoir recours au bistouri. Pour avoir sur ce point une idée claire et complète, il faut remonter à la cause même du mal perforant. Si l'on ne voit en lui qu'une affection purement traumatique, toujours le repos sera suffisant pour obtenir une guérison complète. Cependant, à côté des maux perforants qui guérissent par le repos — en supposant même qu'ils récidivent plus tard, — il en est d'autres qui relèvent d'une maladie générale ou d'une maladie des centres nerveux dont ils ne sont qu'une manifestation. On comprend donc que, dans ces cas, le repos amènera une amélioration ou même une guérison passagère de l'affection, mais la récidive ici sera la règle. L'anatomie pathologique nous a montré que les fibres nerveuses n'étaient pas dégénérées définitivement, qu'elles pouvaient par un processus spécial se régénérer en totalité. Dès lors, l'élongation du nerf qui se distribue à la partie affectée sera un traitement de choix quand il faudra agir sur le système nerveux périphérique et que le repos seul aura été insuffisant pour amener une guérison complète.

Pour se mettre à l'abri d'un mal perforant possible, il faudrait un repos relatif ou tout au moins une fatigue moindre dans le métier que l'on exerce. De plus, le port des chaussures spéciales où la base de sustentation aurait son principal point d'appui sur le talon, semble ici indiqué. L'hygiène et les soins de propreté pourraient être de quel que utilité. Toutefois, si malgré ces précautions, bien rares chez les malades atteints de l'affection qui nous occupe, on se trouve en face d'un mal perforant avéré, quelle est la conduite à tenir?

« Le véritable traitement du mal perforant, dit M. le professeur Tillaux, c'est le repos; enveloppez le pied dans une couche d'ouate et la guérison est certaine. » Certes, M. le professeur Tillaux donne à l'appui de son opinion des observations précises et indiscutables ; nous-même dans ce travail, rapportons des observations où le repos seul a suffi, amenant une guérison que l'on peut considérer comme complète. Mais peut-on affirmer qu'elle sera définitive? D'après de nombreuses observations, il serait hasardeux de se prononcer. L'un de nos malades soigné par le repos, il y a 18 mois, a guéri, mais son mal a récidivé. Est-ce à dire que le traitement par le repos seul, soit à dédaigner? Non certes, car non seulement, il donne d'excellents résul tats, mais aussi il épargne aux malades les dangers d'une

intervention chirurgicale; il est préférable bien certainement à l'ablation d'un orteil, car le chirurgien est le plus
souvent obligé d'intervenir à différentes reprises, aujour-
d'hui comme au temps de Nelaton dont le malade, soigné
par sept chirurgiens consécutivement, dut enfin subir le
Lisfranc et voir, malgré tout, son mal perforant, récidiver.

Ces considérations firent que les chirurgiens tentèrent un
autre mode de traitement. Frappé de la dégénérescence des
fibres nerveuses qui accompagne fatalement le mal perforant, ils pensèrent qu'en agissant sur les nerfs, ils produi-
raient une modification, une régénération de ces mêmes
fibres. Les uns proposèrent l'élongation, d'autres la neurotripsie, enfin, plus récemment, le hersage prit naissance.
Nous ne pouvons parler de cette dernière opération; les
observations sont trop peu nombreuses; le traitement, pré-
conisé par M. Gérard-Marchand, est encore trop nouveau
pour qu'on puisse se faire une idée exacte de sa valeur.
Mais que valent l'élongation et la neurotripsie?

Disons tout d'abord que ces deux modes de traitement ne
diffèrent pas essentiellement l'un de l'autre, car souvent,
dans l'élongation, on broie légèrement le nerf entre le doigt
et la sonde cannelée. Mais en pratique la neurotripsie
produit des troubles sensitifs post-opératoires assez fré-
quents, et d'ailleurs, elle n'a pas comme l'élongation produit autant de guérisons entre les mains des chirurgiens.

C'est Nunbaum qui, le premier, appliqua l'élongation le
15 février 1872. En France, cette opération fut introduite

par Verneuil en 1876. Mais c'est à M. Chipault que revient le mérite de l'avoir appliquée pour la première fois au mal perforant. Sans entrer dans les détails du manuel opératoire, disons simplement que l'opération comprend trois temps : après avoir mis à nu le nerf, variant avec la localisation du mal perforant, on l'isole des organes au milieu desquels il se trouve et on incise délicatement la gaîne au bistouri. Puis on charge le nerf sur une sonde cannelée et on le distend sans lui faire subir de traumatisme. M. Chipault conseille de l'écraser légèrement, reliant ainsi l'élongation à la neurotripsie. Les résultats thérapeutiques sont excellents. M. Chipault cite six malades chez qui il a pratiqué l'élongation plantaire : il n'a eu qu'un insuccès. M. Monod rapporte dans sa thèse inaugurale les observations de cinq malades ayant subi le même mode de traitement ; tous ont guéri. L'un d'eux, suivi pendant huit mois, n'a pas eu de récidive. Enfin, parmi les sept observations que nous rapportons, trois d'entre elles inédites et dues à l'obligeance de M. Chipault, et une autre personnelle prouvent que l'élongation a amené la guérison des malades soumis à ce traitement.

Nous n'avons pas l'intention d'étudier le mode d'action de l'élongation. Les uns pensent que cette opération agit en rétablissant le bon fonctionnement des *vasa nervorum*, et par suite en rendant au nerf une nutrition suffisante ; d'autres prétendent qu'il y a une régénération des tubes nerveux (Latteux d'Espagne). C'est aussi notre opinion, puisque l'anatomie pathologique nous le démontre. D'autres, enfin, sont d'avis que l'élongation a une influence directe sur le système nerveux central. « Elle a pour effet d'interrompre momentanément l'action débilitante de l'irritation du système nerveux périphérique sur les centres, pour permettre à ceux-ci de reprendre leur force et leur prépondérance. » (Callender).

Nous ne pouvons conclure en présence d'avis aussi différents et sans une étude approfondie qui n'a pas encore été faite à cause de la pénurie d'autopsies. Sans doute, il y a une régénérescence des fibres nerveuses, le microscope en est un témoin sincère, et conséquemment la guérison de l'ulcère, lorsque ce dernier est produit par une dégénérescence nerveuse bien entendu. Mais comment se fait cette action intime dans l'intérieur même du tube nerveux? C'est ce que nous ne pouvons encore expliquer.

De cette étude du traitement du mal perforant, nous pouvons conclure, croyons-nous, que si le repos et un simple pansement au salol ou à l'iodoforme sont suffisants pour amener une guérison complète de l'ulcère, il n'en est pas moins des cas où l'intervention armée est nécessaire aussi bien à cause des récidives que de la maladie qui a donné naissance au mal. Faisant de la chirurgie essentiellement conservatrice — l'expérience nous ayant montré que la récidive pouvait se faire sur le moignon lui-même — nous donnons la préférence à l'élongation qui, entre les mains de nombreux chirurgiens, a donné d'excellents résultats. En présence d'un mal perforant, nous commencerons par ordonner *le repos absolu*, mais si ce traitement était par hasard insuffisant, nous n'hésiterions pas à recourir à l'élongation.

OBSERVATIONS

OBSERVATION I (Inédite).

Due à l'obligeance de M. le docteur Chipault.

Mal perforant sous métatarso-phalangien du petit orteil,
chez un ataxique.— Elongation du saphène externe.— Gué-
rison définitive.

En mai 1897, M. X... m'est adressé pour un mal perforant
sous métatarso-phalangien du petit orteil droit. Le malade âgé
d'environ 40 ans est depuis plusieurs années ataxique avéré Il
a eu, il y a 10 ans la syphilis; il y a 5 ans des douleurs fulgurantes en ceinture et dans les membres inférieurs. Aujourd'hui
il a avec la démarche spéciale, l'anesthésie du tronc, le signe de
Romberg, le signe d'Argyll-Robertson. L'affection évolue d'ailleurs chez lui avec une grande lenteur et ne l'empêche pas de
se livrer d'une façon régulière à ses occupations qui sont fort
laborieuses. La seule véritable gêne qu'il éprouve, et elle est
parfois suffisante pour l'obliger au repos, est une ulcération

qu'il porte depuis le début de la maladie, à la plante du pied droit en arrière de l'articulation métatarso-phalangienne du petit orteil. Cette ulcéralion, de l'étendue d'une pièce de deux francs, est bourrée de fongosités hypertrophiques qui débordent la collerette épidermique circulaire qui la circonscrit. Elle est très sensible au toucher et surtout à la pression.

Après avoir tout fait pour la cicatriser, y compris le curettage de l'ulcère le malade se contente aujourd'hui de simples pansements bi-quoditiens à l'acide borique.

Le 3 mai 1897, sous le chloroforme, élongation du saphène externe et curage de l'ulcère, puis après, abrasion de ses bords, suture à la soie plate. Le curage a été fait certainement d'une façon incomplète à cause des difficultés de la chloroformisation.

Le 5me jour, premier pansement ; la plaie d'élongation est cicatrisée ; la plaie plantaire a beaucoup saigné dans le pansement ; elle est réunie à ses deux extrémités, mais il reste à son centre une fistulette qui donne quelques gouttes de pus et qui est entourée d'une assez large surface désépidermisée superficiellement.

Le 10me jour, deuxième pansement ; toute la surface désépidermisée est recouverte d'un épiderme légèrement surabondant, la fistulette est devenue tout à fait superficielle, elle est bien désinfectée à l'acide phénique fort.

Pansement le 12me et le 18me jours ; à ce dernier pansement l'épidermisation était parfaite.

Le malade qui jusque là, exagérant une recommandation, avait gardé le repos sur une chaise longue la jambe étendue, descend à son magasin.

Je l'ai revu à diverses reprises. Il a depuis la fin de mai repris toute son activité ; il est toute la journée debout en chaussures

ordinaires ; la guérison locale est parfaite ; l'épiderme correspondant au siège ancien de l'ulcère et qui dans les premiers
temps présentait de petites irrégularités s'est aminci et assou-
pli. Il est absolument nouveau. La cicatrice se confond avec les
plis épidermiques environnants et il faut y regarder de près
pour la retrouver. La sensibilité est absolument normale. Enfin
fait intéressant, les symptômes ataxiques se sont améliorés.
Maintenant que le malade n'a plus la crainte de poser par terre
son avant-pied héypresthésique, il talonne à peine. (Nov. 1877).

Cette observation nous montre la relation qui existe entre
le mal perforant et l'ataxie. Cette relation n'a jamais été niée
d'ailleurs, et nous la retrouvons dans deux observations. Le
malade a guéri après un traitement qui consistait dans l'élongation, mais comme le dit l'observateur, il gardait rigou-
reusement le repos. Ne serait-ce pas alors plutôt par ce
moyen que la guérison aurait été obtenue ? Nous ne le pensons pas, car, bien que le malade ait repris son ancien métier
il n'y a pas eu de récidive. D'ailleurs l'observation suivante
est, à cet égard, tout à fait probante, croyons-nous.

OBSERVATION II. (*Inédite*)
Due à l'obligeance de M. le Dr Chipault.

*Mal perforant métatarso-phalangien du petit orteil chez un
diabétique. — Elongation du saphène externe. — Guérison
définitive.*

Le Docteur C... m'envoie en juin 1897 un de ses malades âgé

d'une cinquantaine d'années, ancien marchand de vins, et par conséquent quelque peu alcoolique. Diabétique avec subicthyose des membres inférieurs qui sont non pas œdémateux mais distendus et mous, d'une légère teinte violacée indiquant que la circulation s'y fait mal. Pas de varices appréciables. Mal perforant du pied gauche situé au dessous et en dehors de l'articulation métatarso-phalangienne du petit orteil, en forme de puits, allant jusqu'à l'os qui n'est pas dénudé, à bords mous et blanchâtres. Supuration assez abondante venant de clapiers profonds. Hypéresthésie en tâche d'huile autour de l'ulcération rendant la marche impossible. Le malade est obligé de passer presque toutes ses journées dans un fauteuil, les jambes tendues à cause de cette hypéresthésie. Il se décide de suite à l'intervention, malgré ses difficultés ; profondeur de l'ulcère dont le nettoyage produira une perte de substance considérable, peu de vitalité des tissus que je crains de voir se sphacéler sous l'influence de la traction exercée par les sutures. Pour ces raisons, le mal perforant étant à la frontière des territoires du plantaire externe et du saphène externe, je me décide pour l'élongation plus facile de ce dernier.

L'intervention est pratiquée le 17 juin sous le chloroforme sans bande d'Esmarck. L'élongation du saphène est des plus simples. Le nettoyage du mal perforant est laborieux ; il nécessite une perte de substance énorme. Il m'est impossible de rapprocher complètement les bords de la fente produite qui a plus de 8 centimètres. Pansement iodoformé. Le surlendemain en même temps que de légers phénomènes d'intoxication iodoformique, se montre une éruption ecthymatique que le Dr C..... rapporte justement à la même cause.

Le cinquième jour, 22 juin, pansement. Plaie d'élongation

complètement cicatrisée. J'enlève les débris de catgut qui m'a-
vaient servi à la réunir. Plaie de curettage réunie à ses deux
extrémités. Reste en son milieu un petit trou qui paraît en
bonne voie de cicatrisation et qui ne suppure pas. Pansement
salolé. Je recommande au malade de garder le repos dans un
fauteuil, jambe tendue.

Le huitième jour, 26 juin, pansement. Le petit puits central
suppure légèrement. Il est soigneusement désinfecté. Plusieurs
pansements sont encore nécessaires.

Dans le courant de juillet, guérison complète. Le malade
vaque toute la journée à ses occupations sans souffrir du pied
qu'il laisse sans pansements. En août il vient me voir ne conservant de son ulcération qu'une cicatrice légère à peine visible
sans la moindre anomalie de l'épidermisation, sans la moindre
souffrance. En outre sous l'influence de l'existençe active qu'il
mène actuellement, il a repris un état général satisfaisant que
lui avait fait perdre son inactivité forcée.

En décembre 1897, la guérison persiste, complète.

Cette observation est particulièrement intéressante. Nous
voyons, en effet, un malade atteint de mal perforant gardant
tout d'abord un repos presque absolu et néanmoins son ulcération augmentę. On répondra que le diabète, l'éthylisme
en sont la cause, mais alors quels sont les résultats de l'é-
longation ? La guérison complète et définitive. Nous voyons
ici l'efficacité de l'intervention chirurgicale qui vient au se-
cours du traitement médical, quand ce dernier est insuffisant.

OBSERVATION III (Inédite).

Due à l'obligeance de M. le Dr Chipault.

*Mal perforant préataxique. — Elongation du nerf tibial
postérieur. — Guérison primitive et définitive.*

M. M... vient me trouver en novembre 1896 pour être traité
d'un mal perforant siégeant sous l'articulation métacarpo-phalangienne du gros orteil gauche. Ce mal perforant circulaire
entouré de gradins épidermiques, pénétrant jusqu'à la tête du
métatarsien dénudé et nécrosé, est véritablement le type du
mal perforant à la troisième période.

Agé de 36 ans, a eu la syphilis il y a huit ans, et présente depuis deux ou trois ans des douleurs fulgurantes, les unes gas-
triques, les autres siégeant dans le membre inférieur qui est le
siège de l'ulcère. Ces douleurs fulgurantes n'ont du reste jamais
été bien intenses et le sont moins que jamais. Il n'y a pas d'autre trouble de la sensibilité qu'une légère hyperesthésie du tronc
en ceinture sous-mammaire. Les reflexes rotuliens sont ab-
sents. Pas de troubles moteurs ni aucun autre phénomène
morbide.

La réunion de ces trois symptômes : douleurs fulgurantes,
hyperesthésie du tronc, mal perforant, m'autorise, il me semble, à affirmer le diagnostic de tabes au début.

Le 27 novembre 1896, élongation du tibial postérieur, derrière
la malléole; curage et suture complète de l'ulcère.

L'opéré reste huit jours au lit. Le huitième jour, j'enlève le pansement, je retire les fils de catgut de la plaie de l'élongation et les fils de soie plate de la place de curettage. La cicatrisation est parfaite.

Je mets simplement par précaution un léger pansement ouaté, enlevé quelques jours après.

Depuis, le malade qui est presque toute la journée les pieds dans l'eau ou sur la terre humide vaque à ses occupations sans qu'il y ait la moindre trace de récidive. Il a eu cet été des douleurs fulgurantes dans le membre inférieur du côté opposé. En octobre il est revenu me voir, talonnant légèrement.

Cette troisième observation montre encore tous les bénéfices que l'on peut retirer de l'élongation. M. le Dr Chipault amène après son intervention une guérison primitive et définitive puisque le mal perforant n'a pas récidivé depuis plus d'un an que l'élongation a été pratiquée, chez un malade qui exerce un pénible métier.

OBSERVATION IV (Personnelle)
Recueillie dans le service de M. le professeur Duplay.

Mal perforant sous le petit orteil droit. — Gelures.
Elongation. — Guérison.

Th..., 52 ans, garçon de bureau.

Gelures en 1870. Six mois après, durillon sous le gros orteil à droite. Exerce à cette époque la profession de cuisinier. Continue son métier jusqu'en 1883 où le durillon a fait place à une ulcération saignante. Entre à l'hôpital Tenon en 1888 (novembre) où M. Reclus lui fait l'ablation de l'orteil. Le malade est guéri et change immédiatement de métier. Pas de récidive.

Il y a trois mois, il s'aperçoit qu'il a un durillon sous le petit orteil droit. Ce durillon, arraché par le malade, met a nu une ulcération qui donne issue à un liquide séro-purulent. Il entre à l'Hôtel-Dieu où M. le professeur Duplay pratique sur lui le 30 novembre dernier l'élongation par la méthode de Chipault. (Le tibial postérieur a été chargé sur la sonde cannelée et légèrement broyé entre la sonde et le doigt). Le malade sort guéri le 20 décembre.

Cette observation vient appuyer les résultats remarquables obtenus par l'élongation. Il est un fait intéressant à noter, c'est l'évolution lente du mal perforant chez ce malade; ce n'est qu'au bout de 18 ans qu'il est obligé par les progrès de la maladie, d'entrer à l'hôpital. Remarquons aussi que l'ablation de l'orteil a guéri le mal perforant sans récidive sur le moignon.

OBSERVATION V (Personnelle).

Recueillie dans le service de M. le professeur Tillaux.

Mal perforant de l'articulation phalango-phalangienne du gros orteil. — Repos. — Pansement boriqué.— Guérison.

B... Lucien, 42 ans, représentant de commerce.

Mal perforant sous le gros orteil du côté gauche, il y a 3 ans, causé par le port de mauvaises chaussures et une marche excessive. Le malade n'a jamais eu de gelures. Soigné à cette époque à Lille par le repos et un simple pansement, il guérit presque complètement. Voulant continuer son métier, il quitte l'hôpital trop tôt ; néanmoins après des périodes de recrudescence et de régression de son ulcère, suivant qu'il se reposait ou non, il guérit enfin complètement. Actuellement, cet ulcère absolument fermé, laisse à sa place une dépression centrale entourée de zones épidermiques de plus en plus larges, stratifiées. Pas de récidive au niveau de l'ulcère. Il y a 15 mois, le malade s'aperçoit qu'il porte une nouvelle lésion du côté droit sous l'articulation phalango-phalangienne. Il reconnaît qu'il a porté de mauvaises chaussures et que sa profession l'a obligé à une marche incessante. Cette lésion a débuté, dit-il, par un durillon qu'il a arraché à différentes reprises jusqu'au moment où il ne s'est pas reformé. Le derme est mis à nu légèrement ulcéré et donne issue à un liquide séro-sanguinolent, relativement abondant. Néanmoins le malade continue son pénible métier, laissant son ulcère suivre les variations de sa fatigue ou de son repos relatif. Enfin, il se décide à entrer à l'hôpital Cochin où le repos et un pansement iodoformé amènent après 14 jours de séjour une amélioration telle que le malade sort sur sa demande.

A sa sortie, il continue à porter de mauvaises chaussures et à exercer son pénible métier (le malade nous avoue ne s'être pas couché 15 jours durant et avoir exercé le métier de veilleur, pressé par le besoin). Dès ce moment, l'ulcération augmente en surface ; le malade arrache le bourrelet épidermique qui l'entoure ; il a un œdème considérable du pied et de la jambe, et, son état s'aggravant, il entre à la Charité dans le service de

M. le professeur Tillaux le 29 novembre dernier, avec une ulcè-
ration large comme une pièce d'un franc.

On le traite d'abord par des applications de savon noir, en lui
faisant garder le repos le plus absolu. Le bourrelet épidermique
ayant disparu, compresses boriquées et enfin pansement sec, le
malade restant toujours au repos.

Actuellement, moins d'un mois après son entrée à l'hôpital,
il présente du côté droit un gros orteil plus volumineux que
celui de l'autre côté. Les ongles sont cassants, celui du petit
orteil à même disparu. L'épiderme eczémateux se détache facilement. L'ulcération est insensible, mais la sensibilité de voisinage est conservée. Pas de thermo-anesthésie, pas de sueurs,
pas de syphilis, pas de varices. Sous le gros orteil, au niveau
de l'articulation phalango-phalangienne, nous trouvons une ulcération élliptique grande comme une petite pièce de vingt-cen-
times, en pleine voie de cicatrisation.

Cette observation intéressante nous montre un malade
atteint une première fois de mal perforant et guéri par le
repos. Ce mal récidivant sur l'autre pied, est actuellement
aussi en pleine voie de guérison, sans autre traitement que
le repos. Nous pouvons en conclure que le repos, dans certains cas, est la seule ligne de conduite dans le traitement.
Si l'on avait, en effet, traité chirurgicalement son premier
mal perforant par l'ablation de l'orteil par exemple, cette
opération n'eut certainement pas empêché la récidive de
l'autre côté. Sans doute, le mal perforant pourra se repro-
duire chez ce malade, mais le chirurgien aura cette conso-
lation d'avoir fait une chirurgie essentiellement conserva-

trice et d'avoir, par le simple repos, guéri deux fois son malade.

OBSERVATION VI (Personnelle)

Recueillie dans le service de M. le professeur Duplay

Mal perforant sous le gros orteil gauche. — Ethylisme. —
Syphilis. — Repos. — Guérison.

B.·. Jean-Baptiste, 45 ans, porteur aux Halles.

Syphilis il y a 10 ans. — Ethylisme avéré, le malade se livrant, de son propre aveu à l'absinthe.

Il y a deux ans, durillon sous l'articulation métacarpo-phalangienne du petit orteil à gauche. Il est arraché plusieurs fois par le malade jusqu'au moment où l'épiderme ne se reformant plus, le derme est mis à nu, légèrement ulcéré. Il saigne à ce moment facilement et donne issue à un liquide séreux.

Le malade continue à cette époque son métier de garçon d'hôtel. Il entre enfin le 22 août 1896 à l'hôpital Cochin dans le service de M. Quenu. Traité par le repos et des compresses boriquées, il sort guéri le 7 novembre suivant. Pas de récidive.

Il entre alors à l'hospice de Nanterre où il reste jusqu'au 15 août dernier. A ce moment, changeant de métier, il se fait porteur aux Halles. Six semaines après sa sortie de l'hospice de Nanterre, il s'aperçoit qu'un durillon s'est formé sous la dernière phalange du gros orteil gauche. Ce durillon suit exactement les mêmes phases que le précédent et force le malade à entrer à l'Hôtel-Dieu, le 10 décembre 1897 dans le service de M. le professeur Duplay. Nous l'examinons et nous trouvons un ulcère saignant facilement, large comme une pièce de cinquante centimes, et donnant issue à un liquide séro-sanguinolent. La peau des membres inférieurs est érythémateuse, noirâtre ; la jambe et le pied sont couverts de sueurs. Craquements dans l'articulation phalango-phalangienne, pas d'ankylose. fistule qui conduit sur un os dénudé. Les ongles sont cassants, striés longitudinalement, déformés.

Le malade est au repos. Simples compresses boriquées. Nous revoyons le malade le 18 décembre dernier. La fistule est complètement fermée ; il est impossible d'en retrouver l'orifice externe. L'ulcération est presque cicatrisée et en pleine voie de guérison. Nul doute que le malade ne guérisse prochainement.

OBSERVATION VII. (Personnelle.)

·Recueillie dans le service de M. le professeur Berger.

Mal perforant préataxique de la face dorsale du quatrième orteil des deux côtés. — Ethylisme. — Syphilis. — Repos, pansements humides. — Guérison.

B... Jules, 45 ans, représentant de commerce. — Syphilis à 16 ans. — A 20 ans, fracture de la jambe droite en trois endroits. — Dix ans plus tard le malade s'aperçoit qu'il a sous le gros orteil droit un durillon ; comme cela arrive toujours il l'arrache à différentes reprises et enfin le derme ulcéré est mis à nu. L'ulcération, large comme une pièce de vingt centimes, saigne, donne issue à un liquide sero-purulent. — Repos, compresses boriquées ; guéri en deux mois ; pas de récidive.

Cinq mois après, durillon sous le petit orteil droit ; ulcération, nécrose de la phalange ; issue d'une esquille osseuse. — Repos, guéri en quinze jours ; pas de récidive.

En janvier dernier, durillon sous le gros orteil gauche. Le malade ne se repose pas, malgré l'ulcération qui s'est formée, jusqu'au mois d'avril où un chirurgien ampute l'orteil. — Guérison, pas de récidive sur le moignon.

Vers la fin du mois d'octobre, nouveau mal perforant sur la face dorsale du quatrième orteil gauche, accompagné d'un autre mal perforant, symétrique du premier, sur le quatrième orteil droit, face dorsale. — Il entre à l'hôpital de la Pitié le 9 novembre dernier.

L'ulcération qui siège à gauche, longue tout d'abord d'un centimètre environ, guérit bientôt par le repos et les pansements humides d'abord, secs ensuite. Quant à l'ulcération du côté droit elle saigne facilement, ne donne pas d'anesthésie.

Le pied est gros, court, tassé. Les orteils sont presque tous déformés ; le deuxième et le troisième sont en marteau, des deux côtés. Il y a affaissement marqué de la voute plantaire. — Les ongles sont petits, cassants, mal nourris. Peau ecthymateuse ; hypersécrétion sudorale. Varices légères des membres inférieurs.

L'examen du système nerveux du malade donne les résultats suivants : absence complète du reflexe patellaire ; inégalité pupillaire très marquée, la pupille droite étant considérablement dilatée. La vue de ce côté est d'ailleurs plus faible. Le signe d'Argyll Robertson existe chez ce malade, mais à un faible degré. Le malade accuse, en outre, des douleurs fulgurantes. Pas d'autres signes. M. le professeur Berger porte le diagnostic de tabes au début. M. le docteur Babenski le confirme.

Le malade est au repos depuis son entrée à l'hôpital. On lui fait maintenant de simples pansements à la gaze iodoformée. L'amélioration est considérable depuis son entrée à l'hôpital. Nous ne doutons pas que ce nouveau mal perforant cède au traitement qui a eu raison du précédent.

Cette observation est très intéressante. Tout d'abord, remarquons la localisation de ce double mal perforant ; c'est la face dorsale du quatrième orteil, et, de plus, ils sont absolument symétriques. Il faut en conclure que leur localisation n'est pas le résultat du hasard, mais bien qu'une lésion centrale en est la cause.

Nous voyons, d'autre part, ce malade guéri à deux reprises différentes de maux perforants qui ont récidivé, il est vrai, mais ailleurs. A l'heure actuelle, l'un de ses deux maux perforants est guéri, et l'autre en pleine voie de guérison, sans autre traitement que le repos.

Cette observation et les deux autres qui l'ont précédée, prouvent donc, croyons-nous, que le repos seul peut guérir le mal perforant. Mais infirment-elles les observations précédentes qui montrent clairement, de leur côté, que l'élongation du nerf correspondant à la lésion amène la guérison du mal perforant ? Nous ne le pensons pas. Au contraire, elles se prêtent un mutuel appui, et l'observation II nous le prouve. Il y a des maux perforants qui guérissent par le repos, cela est incontestable. Mais il en est d'autres que le traitement médical ne guérit pas. C'est alors que le chirurgien interviendra victorieusement en pratiquant l'élongation.

CONCLUSIONS

1° « Le mal perforant est une affection ulcéreuse du pied,
« liée à une lésion dégénérative des nerfs de la région. »

2° Celle-ci peut reconnaître les causes les plus diverses :
gelures, traumatismes, lésions de la moëlle, etc.

3° Le véritable traitement du mal perforant est le repos
le plus absolu.

4° Si le repos absolu était par hasard insuffisant pour amener la guérison, il faudrait recourir à l'intervention chirurgicale, c'est-à-dire pratiquer l'*élongation*.

Comme l'a dit Dolbeau : « Soyez réservé dans votre pro-
« nostic pour le présent et pour l'avenir ; soyez plus pru-
« dent encore dans votre intervention, ce sera le moyen
« d'éviter les déceptions et de sauvegarder les intérêts du
« malade. »

INDEX BIBLIOGRAPHIQUE

BERTHELEMY. — Thèse de Paris, 1890.

BLANCHARD. — Thèse de doctorat. Paris, 1882.

BLUM. — Archives de médecine, janvier 1878.

BONNEFORT. — Thèse de Lyon, 1889.

BOUCHUT et DESPRÉS. — Dictionnaire de méd. et de thérapeutique, art. élongation.

BOUILLY et MATHIEU. — Archives de médecine, 1880.

BOURSIER et LAGRANGE. — Premier Congrès français de chirurgie. Paris, 1885.

BUTRUILLE (de). — Thèse de doct. Paris, 1878.

CHALAIS. — Thèse de doct. Paris, 1897.

CHEVALLIER et BECOURT. — Annales d'hygiène publique, 1863, t. XX.

CHIPAULT. — Gazette des hôpitaux, 1890.

CHIPAULT. — Travaux de neurologie chirurgicale, première année, 1896.

CHRISTIAN. — Union médicale, 4 février 1882.

CLÉMENT. — Thèse de doct. Paris, 1881.

DELAGENIÈRE (du Mans). — Observat. publiée en 1897.

DELAY. — Thèse de doctorat. Paris, 1884.

DELPECH. — Bulletin de l'Académie de médecine, 1863-1864, t. XXIX.

DELSOL. — Thèse de doct. Paris, 1864.

DESPRÉS. — Chirurgie journalière, p. 607.

DOLBEAU. — Leçons de cliniq. chir., p. 414, 1867.

DUPLAY et MORAT. — Archives de méd., 1873, vol. I.

DUPLAY et RECLUS. — Traité de chirurgie, tome VIII.

ESTLANDER. — Deutsche Klinik, 1871, n° 17.

FAUCHON-COURTY. — Thèse de doctorat. Paris, 1885.

FAUBE. — Thèse de Bordeaux, 188[...]

FAYARD. — Thèse de doct. Paris, 1[...]

GASCUEL. — Thèse de doct. Paris, 1890.

GOMBAULT et WALLISH. — Arch. générales de méd., 1889.

HARDY. — Gaz. des hôpit., 1884.

HEURTEAU. — Thèse de doct. Paris, 1890.

HILLAIRET. — Bulletin de l'Acad. de méd., 1863-1864.

JANNEL. — Revue chirurg., 1885.

KIRMISSON. — Archives génér. de méd., 1885.

KIRMISSON. — Bulletin médical, 7 septembre 1887.

LAGRANGE. — Semaine médicale, 1886.

LANCEREAUX. — Anat. path., tome II.

LEPLAT. — Thèse de doct. Paris, 1855.

MATHIEU et BOUILLY. — Arch. gén. de méd., juin 1880.

MARTIN. — Thèse de Lyon, 1885.

MARTY. — Thèse de doctorat. Paris, 1897.

MIRAPEIX. — Thèse de Montpellier, 1883.

MONOD. — Thèse de doct. Paris, 1897-1898, nᵒ 15.

MONTAIGNAC. — Thèse de doct. Paris, 1868.

NÉLATON. — Gazette des hôpit., 10 janvier 1852.

NICAISE. — Semaine médicale, 1885.

PÉAN. — Gaz. des hôp., 1863.

PERAIRE. — Archives gén. de méd., 1886.

POLAILLON. — Communicat. à la Société de médecine de Paris, 22 mars 1884.

PONCET. — Mém. de méd. militaire, 1864, tome XII.

PONCET. — Gazette hebdomadaire, 26 janvier 1872.

QUENU. — Communicat. au Congrès français de chirurgie, 8 avril 1892.

SOULAGES. — Thèse de doct. Paris, 1874.

TERRILLON. — Bull. et mém. de la Société de chir. 11 mars et 22 avril 1885.

TILLAUX. — Cliniq. chirurgic., tome II.

VESIGNIÉ (d'Abbeville). — Gaz. des hôpit., 5 février 185[...]

IMP. CH. LÉPICE, 10, RUE DES CÔTES, MAISONS-LAFFITTE

9 782019 277956